AF246555

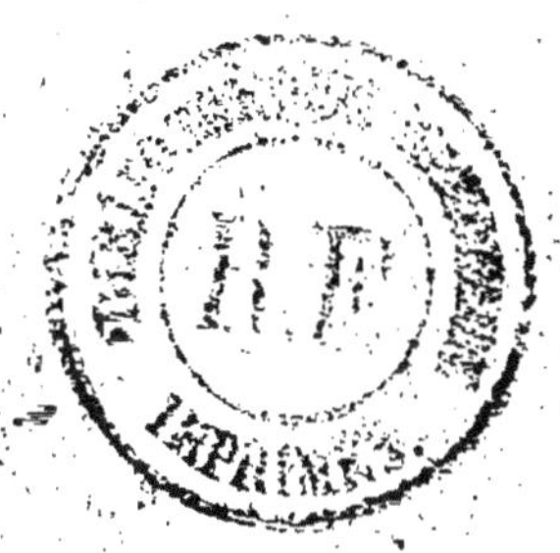 

CONSULTATION

SUR L'ÉTAT DE PLUSIEURS MALADES,

HABITUÉS DU PARQUET.

CONSULTATION

SUR L'ÉTAT DE PLUSIEURS MALADES,

HABITUÉS DU PARQUET.

Nous soussignés, Nugarel, Sibilus et Lazzi, Docteurs en Médecine, dûment invités dans la matinée de ce jour, et appellés en conseil par la famille de MM. Errata, Et cætera, Hortensius et Punctum, tous malades et parents au même degré, tombés récemment dans l'état le plus déplorable, nous sommes réunis, vers les six heures de relevée, vû l'urgence, chez notre Doyen, M. Gaudet, aussi soussigné, avec lequel nous avons conjointement délibéré et consulté sur tous les divers symptômes et accidents par nous observés en la personne desdits malades, ainsi que sur l'ap-

A.

plication des remedes analogues et appropriés à leur guérison.

Ces quatre sujets nous ont été amenés du Parquet de la Comédie , où ils s'étoient réfugiés , croyant , sans doute , que dans l'asyle de Thalie on pouvoit braver impunément l'autorité d'Esculape ; mais on les a saisis au milieu même des Actrices , dont ils s'étoient fait un rempart , et , bon gré , mal gré , il leur a fallu se laisser conduire chez M. le Doyen.

Le premier qui nous a été présenté nous a causé d'abord une telle envie de rire , qu'elle a failli triompher de notre gravité ordinaire. Il étoit grotesquement harnaché à l'espagnole , et tel à-peu-près qu'on nous représente les Chevaliers errants , avec cette différence néanmoins qu'en guise de lance , il portoit une longue écritoire , d'où sortoit une grosse plume de cet oiseau domestique que les Jésuites ont amené de l'Inde.

Une pareille arme dans sa main nous a paru fort

(5)

singuliere : nous avions toujours pensé que les Chevaliers de cette espece ne savoient point manier la
plume (*).

Ce malade est entré de l'air le plus méprisant ,
avec tout le sérieux et toute la morgue d'un maître ,
ne daignant pas nous présenter son visage , et comme
accoutumé à paroître devant des Apothicaires.

Cependant, notre Confrere , M. Nugarel , s'é-
tant servi de quelques expressions qui ont eu le
malheur de déplaire au fier Espagnol, celui-ci nous
a apostrophés dans les termes suivants , dignes de
l'amant de la Princesse du Toboso :

» Petits Licenciés, apprenez qui je suis : Je m'ap-
» pelle Don ERRATA , Gentilhomme Castillan ,
» *Ecolier* en langue Française (*a*) , et de plus

(*) On sait qu'en général les anciens Chevaliers se
faisoient honneur de ne point savoir écrire. (*Note des
Éditeurs.*)

(*a*) Il est Auteur d'un petit Traité de Grammaire

(6)

» Chevalier de Théâtre. En cette triple qualité,
» c'est moi qui redresse les fautes de Grammaire,
» que de petits auteurs , *aussi peu justes que ga-*
» *lants* (*b*) , osent se permettre en parlant de
» nos incomparables Actrices. Quant à vous, Ba-
» cheliers discourtois, *vous êtes des gens sans au-*
» *cune éducation* (*c*). «

Puis ajoutant la menace à l'injure , et s'escri-
mant de son écritoire, le Seigneur Ecolier a voulu
nous couvrir de l'encre épaisse qui distilloit du
cornet.

Sur ce , MM. Sibilus et Lazzi se sont prudem-

---

inséré dans le Journal de Rouen, du 14 Prairial an
12, et relatif à l'Écrit intitulé : *La voix du Parterre.*
(Note des Éditeurs.)

(*b*) Phrase ingénieuse de MM. les Rédacteurs du
Journal de Rouen, à l'occasion du même Écrit. (*Note*
des Éditeurs.)

(*c*) Expression très-polie de M. Errata , dans son
petit Traité de Grammaire. (*Note des Éditeurs.*)

ment et à temps emparés de sa personne , et lui ont tâté méthodiquement le pouls , tandis que MM. Gaudet et Nugarel inspectoient l'état de la langue, dont sa large bouche , toujours ouverte pour injurier , nous a laissé voir à loisir toute la qualité grossiere et visqueuse.

Il n'en a pas fallu davantage ; nous avons unanimement reconnu que Don ERRATA étoit attaqué de cette espece particuliere de démence , que l'on nomme IMBÉCILLITÉ MICROCÉPHALE , c'est-à-dire , qui dépend du petit volume du cerveau.

Cette infirmité , que la plupart des auteurs regardent comme incurable , est en effet d'autant plus opiniâtre , qu'elle tient en général à l'organisation naturelle de l'individu ; mais, dans l'espece particuliere à notre Espagnol , ladite maladie nous a paru encore aggravée par la fatale habitude ou manie , dont il est entêté , de s'ériger en Grammairien , et de vouloir toujours écrire dans une langue qu'il n'entend point.

A 3

C'est pourquoi nous avons pensé qu'il étoit bien inutile d'épuiser la Pharmacie sur ce pauvre Castillan. Nous avons conseillé simplement à sa Camariste de lui couvrir les oreilles avec une calotte céphalique de feuilles de *Bétoine* et d'*Artichaut sauvage*, appellé vulgairement *grand Chardon aux anes*; et, pour dégager la tête autant que possible, de lui appliquer de temps à autre les sang-sues à la partie opposée.

Le ton imposant avec lequel notre Doyen a prononcé cette ordonnance, a paru dompter un peu la fureur du malade. L'œil fixe et la bouche béante, il a gagné lourdement la porte; mais, en se retirant, il nous regardoit toujours de travers, et nous menaçoit encore de loin des éclaboussures de sa plume.

Bientôt nous avons vu paroître M. Et cætera, la tête haute, une rose à la main, d'un air galant et avec des manieres sémillantes.

Nous lui avons demandé s'il vouloit bien nous

permettre d'exercer notre art sur un sujet aussi intéressant que lui.

Il nous a répondu avec une gravité mêlée d'un doux sourire, et du ton de protection le plus décidé, que l'heure de la Comédie l'appelloit indispensablement au Parquet, pour une conférence avec plusieurs Nymphes du lieu ; mais qu'il vouloit bien cependant nous accorder quelques instants , pour nous régaler de la lecture d'un petit Ouvrage de sa composition , en faveur des Actrices (*d*), et dans lequel *il n'avoit suivi que l'impulsion de son cœur* (*e*).

Pendant qu'il récitoit l'œuvre galante , nous avons été obligés de recourir aux spiritueux , pour dissiper l'affadissement et le frisson qui nous gagnoient :

(*d*) Ce petit Ouvrage anodyn est intitulé : *Lettre de M. Et cætera*, à ses confrères de l'alphabet, MM. A. , B. , C. , D. , etc.

(*e*) Expression connue de M. Et cætera.

et ainsi, par l'effet de l'ouvrage, nous avons jugé tout d'un coup de l'état de l'auteur.

C'en est assez, lui avons nous dit; mais, toujours doucereux et froidement passionné, il a continué à nous vanter le mérite et *la bonne conduite* (*f*) des Comédiennes, *la décence* de telle Chanteuse, la sagesse de telle Soubrette, l'aménité et la *bonté* du cœur de telle Duegne.

Après une très-courte discussion, nous sommes tous tombés d'accord que M. Et cætera étoit évidemment atteint d'une espece d'*érotomanie*, ou folie amoureuse du genre paisible, laquelle, sous les rapports particuliers à notre malade, nous croyons pouvoir distinguer par le nom caractéristique de COULISSOMANIE.

Cette maladie nous a paru provenir en lui de

____

(*f*) On peut voir, dans l'Écrit de M. Et cætera, l'apologie des qualités morales des Actrices; ce qui doit sans doute leur tenir lieu de talent.

l'influence immédiate et journaliere de certains objets très-aphrodisiaques, tels que, jeunes Prêtresses de Vénus, Déesses, Bergeres, Soubrettes, ou Reines de Théâtre, lesquelles lui auroient, par degrés, et comme insensiblement, amolli, relâché, atténué, détendu et débilité tous les fibres du cœur et du cerveau ; d'où s'est ensuivi naturellement une seconde maladie dérivant de cette premiere, et que nous appellons Impuissance.

De cette complication a dû résulter le rétrécissement de la glande pinéale, et de-là, le défaut de jugement, la foiblesse d'esprit, l'Atonie, en un mot, la nullité la plus caractérisée.

Nous nous sommes contentés, pour le traitement de ce cher malade, d'indiquer de legers toniques, cardiaques benins et céphaliques analogues à son doux tempéramment, comme lait amandé, œufs frais, gelées d'avoine, angélique confite, crême aux pistaches et chocolat analeptique.

Nous lui avons en outre donné le conseil très-essentiel de s'abstenir scrupuleusement pendant plusieurs années de toute communication avec le Parquet, le Foyer et les Coulisses, comme aussi de faire disparoître entierement de sa chambre à coucher, cette jolie collection de robes et de rubans parfumés, gages précieux de la tendresse des Actrices, mais dont l'aspect et le contact voluptueux, et l'émanation subtile, entretiennent un agacement perpétuel sur le rézeau délicat de ses houppes nerveuses.

Il s'est retiré, toujours très-satisfait de lui-même, et de son état, et de son esprit, et de ses opuscules. Nous l'avons même entendu frédonner, en s'éloignant, quelques airs d'Opéra comique.

Des vociférations discordantes, succédant tout-à-coup à ce gazouillement flatteur, nous ont annoncé la présence d'un troisieme malade. Il nous a paru tourmenté d'une agitation extraordinaire. — Eh! qui êtes-vous, Monsieur, lui a dit notre Doyen, qu'avez-vous? — » Je suis HORTENSIUS, » *Docteur in utroque*; je prends fait et cause pour

» mon cher cousin, M. Et cætera, traité avec la
» derniere irrévérence par la cabale du Parterre,
» et particulierement dans la *lettre d'un Acteur,*
» *qui a sans doute un parent facteur de la petite*
» *Poste* ; (*g*) mais ce qui m'indigne, ce qui me rend
» furieux .... Messieurs, quelle horreur !.....
» c'est qu'on ait osé m'en faire coûter S I X
» S O U S (*h*) pour le port de cette misérable lettre

(*g*) Heureuse saillie de M. Hortensius, dans sa jolie Complainte où il déplore amèrement la perte de six sous qu'on lui a fait payer pour le port d'une lettre. (*Note des Éditeurs.*)

(*h*) Ce trait de trivialité a fourni l'idée du Dialogue suivant.

DIALOGUE.

Vengeance, Hortensius, vengeance !
Prends la plume, punis l'offense,
Et fais imprimer tes Écrits.
— D'accord ; mais je crains la dépense.
— Tu peux les publier gratis.
— Comment ? — D . . . l, critique habile,
Pour ses freres plein de bonté,
Dans son Journal, par charité,
Aux pauvres...... d'esprit donne asyle.
(*Note des Éditeurs.*)

A 6

» pleine d'*un esprit qui court les rues. J'en ai vu*
» *distribuer* gratis *de pareilles aux passants , dans*
» *les carrefours , dans les passages fréquentés , et sur*
» *les quais , avec des adresses de Médecins pour cer-*
» *taines guérisons.* (1)

En ce moment , nous regardant tous les uns les autres , et très-choqués (malgré la pitié qu'inspiroit
le malade) de son impertinente réflexion sur les
adresses de Médecins , nous sommes demeurés con-
vaincus que le Docteur *in utroque* étoit radicalement
affecté de cette maladie maligne et honteuse , qui
attaque la peau , et vulgairement connue sous le
nom de Ladrerie.

Bientôt , à certains miasmes volatils qui se sont
répandus parmi nous , et dont notre ancien a senti
le premier toute la méphitique influence , nous n'a-

---

(1) Ce sont autant de phrases délicates et intéres-
santes de la lettre de M. Hortensius. (*Note des Édi-*
teurs.)

vons pas douté que le malade ne fut parvenu à ce période dangereux où se manifeste la diarrhée bi- lieuse, (*) et nous avons été pleinement confir- més dans cette opinion par certains mots très-sales, de *papier* et de *garde-robe*, qui lui sont échappés. (*j*)

(*) . . . . Hippocrate ne fait
　　　　Choix de ses mots, et tant tourner ne sait.
　　　　　　　　　　　　　　　(LA FONT.)

(*j*) Il marmotoit apparemment les jolis petits vers suivants qui terminent sa lettre :

　　　Six sous pour de pareils Ecrits ! (**)
　　　C'est un argent qu'on me dérobe;
　　　A bien moins cher je me fournis
　　　De *papier* pour la *garde-robe.*

On a fait cette réponse :

　　　Ah ! Docteur, le fait est certain,
　　　On vous cède un tel avantage;
　　　Vous avez, pour ce noble usage,
　　　Vos propres Écrits sous la main.
　　　　　　　　　　　　(*Note des Éditeurs.*)

(**) Il est question de la *lettre d'un acteur*, dans laquelle on releve les bévues de tous ces Messieurs, au sujet de la *Voix du Parterre.*

Nous avons reconnu que l'acrimonie des humeurs étoit excessive, et qu'il étoit urgent, pour calmer la chaleur des entrailles et dissiper les spasmes et les flatuosités, de recourir aux médicaments carminatifs; en conséquence, avons prescrit de commencer le traitement par des boissons rendues acidules avec le suc de *limon* ou de *groseille*; de faire avaler au malade force petit lait, puis des stomachiques, tels que *Rhubarbe torréfiée*, *Absynthe*, *Canelle*, *Casse en bois*; et si ladite diarrhée bilieuse devenoit trop rebelle, de faire prendre audit Hortensius, suivant les conseils d'*Hoffman*, *Thériaque*, *Corne de Cerf* et *Antimoine diaphorétique*. Avons, au surplus, recommandé de lui passer préalablement, *en le mettant au lit*, *trois ou quatre petits lavements au Sirop de violette*, *ou à la fleur d'orange*.

Ce délibéré, nous avons très-promptement renvoyé ledit malade hors du lieu de notre assemblée, et pour cause.

Après quelques moments de repos, pendant lesquels nous avons fait faire des fumigations de vi-

naigre rosat dans tout l'appartement , on a intro-
duit devant nous M. PUNCTUM , dont la figure
nous a paru avoir beaucoup de ressemblance avec
celle de M. Et cætera ; mais hélas ! *quantum mu-
tatus ab illo !* au lieu de cet air sémillant , au lieu
de cet agréable costume de galant de Théâtre , qui
caractérisoient ce dernier , M. Punctum nous est
apparu avec une mine lugubre et piteuse. Un ha-
bit noir , un crêpe , des pleureuses , tout annonçoit en lui un appareil funèbre. » Hélas ! il est
» mort , nous a-t-il dit d'une voix lamentable ;
» je viens de le voir expirer en un clin d'œil : (*k*)
» *l'effet de la Ciguë n'est pas plus prompt. Cet hon-*
» *nête M. Et cætera n'a eu que le temps de s'appuyer*
» *sur moi qui n'ai jamais quitté ses côtés , et de*

(*k*) C'est une preuve de l'égarement d'esprit de M.
Punctum, qui même a fait insérer, à ce sujet, un arti-
cle nécrologique dans le Journal de Rouen, du 30 Prairial. Nous pouvons assurer que M. Et cætera n'est point
mort ; il est toujours dans le même état au physique
et au moral, et les Actrices n'ont point encore à répandre
de fleurs sur sa tombe. Cependant le bruit de cette mort

» *me dire douloureusement ce peu de paroles ; que*
» *proféra jadis en mourant* LE JUSTE DES JUSTES :
» *Mon ami ,* JE LEUR PARDONNE , CAR ILS NE
» SAVENT CE QU'ILS FONT. (*l*)

A ces mots étranges , M. Sibilus s'est levé pré-
cipitamment , lui a mis la main sur la bouche ; puis
a renversé le malade dans un fauteuil , où il a paru
quelques instans comme anéanti , et , en quelque
sorte , confus lui-même de ce qu'il venoit de proférer.

Voilà le plus incurable , s'est écrié M. Sibilus ;

---

prétendue s'est tellement accrédité , qu'il a donné lieu
aux vers suivants :

A M. Punctum.

> Le pauvre Et cætera , dis-tu ,
> Est mort glacé. Grande nouvelle !
> Il est mort comme il a vécu :
> C'est une fin bien naturelle !
>
> (*Note des Éditeurs.*)

(*l*) Ce sont les véritables expressions de son arti-
cle nécrologique ! (*Note des Éditeurs.*)

rien n'est égal à sa phrénésie ; il faut le saigner sous la langue. Sur quoi M. Nugarel, tempérant un peu la chaleur du préopinant, a observé que cette crise du malade annonçoit peut-être en lui plus d'idiotisme que de fureur. Oui, a repris M. Lazzi ; je m'en suis apperçu à son propos sur la *Ciguë*, dont il prétend que l'effet est plus prompt que l'éclair, tandis qu'il est constant en médecine que la *Ciguë* est un poison morosif, et même qu'on en peut manger une certaine quantité sans en mourir : pourquoi j'opine également que notre homme, qui tranche ici du docteur, devroit être plutôt rangé dans la classe des idiopathiques que dans celle des phrénétiques.

M. Sibilus qui se souvient toujours d'avoir porté la robe de Rabelais, (*) s'est rendu à cette observation lumineuse, ajoutant plaisamment que la *Ci-*

(*) Tous les jeunes Médecins qui prenoient le bonnet de Docteur, dans l'Université de Montpellier, étoient revêtus de la robe du fameux Rabelais, Médecin, si connu par ses facéties.

guë s'appelloit aussi *le Persil des fous*, et qu'il étoit d'avis d'en ordonner à M. Punctum, et de la lui faire prendre intérieurement en pillule, même de lui appliquer sur le front un cataplasme de ladite *Ciguë* pilée avec des *Limaçons*.

M. Gaudet, notre Doyen, toujours gai, et qui n'est point non plus le Médecin *Tant-Pis*, a confirmé, par son suffrage, cette opinion modérée ; au moyen de quoi nous avons unanimement certifié que ledit Punctum étoit imprégné de ladite affection idiopathique, laquelle provient de la grossiereté et rigidité des fibres et de l'obstruction des vaisseaux du cerveau ; et avons arrêté que ladite *Ciguë* seroit administrée audit Punctum, suivant la sage ordonnance de notre confrere M. Sibilus.

Sur ces entrefaites Madame Punctum, informée de l'état d'accablement de son époux, est accourue, un flacon d'Ether à la main ; et, après avoir ranimé les foibles esprits de cet autre Pilade, s'est chargée de ce précieux dépôt, que nous avons remis à sa tendresse conjugale.

L'examen de tous nos malades s'est terminé par cette scene touchante, qui nous a pénétrés de la plus vive sensibilité. *Mes amis*, s'est écrié M. Lazzi, avec un enthousiasme vraiment pathétique, *ce grand homme aura le sort de Socrate : il va boire la Ciguë !*

En nous résumant, nous avons lieu d'assurer que les affections graves de ces divers sujets, toutes provenant d'une même cause, ne different entr'elles que par la variété des effets ; de sorte qu'aux yeux de l'observateur exercé, ces quatre malades n'en font, pour ainsi dire, qu'un seul.

C'est pourquoi, outre les remedes particuliers ordonnés à chacun d'eux, nous avons prescrit de les faire tous éternuer le matin, avec deux grains pulvérisés de la racine appellée *Helleborus orientalis*, qui est le véritable *Ellébore*, avec lequel le savant Hippocrate procuroit une évacuation salutaire au cerveau des *Et cœtera* et des *Punctum* de son temps.

Mais, malgré ce dernier apperçu qui tend à simplifier beaucoup le traitement de nos malades , nous sommes obligés de le dire à regret , il faut peu se flatter de leur guérison.

Il s'agit du moins de ne pas aggraver leur état ; et dans cette vue , nous avons recommandé de ne se permettre avec eux ni raisonnement ni badinage , deux idiômes qui sont également l'objet de leur antipathie.

En conséquence , tous leurs parents et amis , et connoissances , touchés , comme nous , d'une véritable pitié pour ces pauvres malades , nous ont promis d'observer à leur égard , ainsi qu'envers tous autres érotomaniaques de la même famille , le silence le plus absolu pour l'avenir.

Délibéré à Rouen le 30 Prairial an douze.

GAUDET *Doyen* , NUGAREL,
SIBILUS, LAZZI.

NOTE DES CONSULTANTS.

Avant que de lever la Séance, la famille de MM. Errata, Et cætera, Hortensius et Punctum, afin de nous mettre à portée, par un coup d'œil général sur leurs productions littéraires, d'acquérir encore de nouveaux documents relatifs à leur état, nous a mis sous les yeux plusieurs Ecrits de leur façon, entr'autres nombre d'articles sur le Spectacle, publiés par eux, en leur qualité d'*Historiographes* de la Comédie.

La lecture de ces différents Ecrits, à laquelle il a fallu nous résoudre pour l'intérêt de nos malades, et où nous avons remarqué, parmi une foule d'expressions triviales et balourdes, le défaut le plus absolu d'imagination et de jugement, a prouvé, jusqu'à l'évidence, la justesse de nos précédentes observations.

Après avoir recueilli toutes ces pieces de conviction, nous avons cru devoir les utiliser, en les applicant au profit de la Médecine ; en conséquence, nous avons arrêté que lesdites pieces seroient incessamment roulées en cornets, et iceux distribués de suite dans les boutiques d'Apothicaires, pour y servir d'enveloppe aux divers

narcotiques , avec l'attention particuliere d'affecter spé-
cialement les opuscules de M. Et cætera , à l'usage de la
Bella dona , (*) plante dont l'heureuse dénomination
annonce toute son analogie avec cet aimable Auteur.

(*) Cette plante est un des narcotiques ou somnifères les
plus actifs; les Italiens l'ont ainsi nommée , parce que les Da-
mes se servent de son eau distillée , pour se blanchir la peau.
(*Note des Éditeurs.*)